Te 85 13

INSTRUCTIONS
NECESSAIRES
POUR L'ENTRETIEN
DES DENTS.

MOYENS les plus sûrs d'en prévenir les douleurs, & de les conserver jusques dans une extrême vieillesse.

PAR le Sieur TALMA, reçu Expert Dentiste au Collége Royal de Chirurgie de Paris, rue Mauconseil, vis-à-vis la Comédie Italienne.

A PARIS,

De l'Imprimerie de LOUIS CELLOT, rue Dauphine.

M. DCC. LXX.

Avec Approbation & Permission.

INSTRUCTIONS NECESSAIRES POUR L'ENTRETIEN DES DENTS.

D'APRES les accidens que je vois arriver tous les jours, par le peu de soin qu'on prend de sa bouche, je crois pouvoir assurer que la perte des dents est presque toujours occasionnée par la négligence de ceux qui en sont les victimes, faute d'avoir recours aux remedes dès l'origine du mal : cette négligence produit nécessairement dans la bouche un désordre considérable, dont on n'arrête que très-difficilement les progrès, quand on attend à le faire à l'extrémité.

La bouche doit être considérée comme la partie du corps la plus susceptible de propreté ; & c'est celle cependant à laquelle on fait le moins d'attention. Nous sommes fort délicats sur le choix & la qualité des alimens que nous prenons, & nous négligeons absolument tout ce qui peut entretenir la pureté de cet organe.

C'est pour en prouver la nécessité, que je me détermine à faire part au public des moyens les plus sûrs que j'ai employés pour la conservation des dents jusques dans un âge fort avancé, pourvu toutefois que l'on suive exactement la méthode que je prescris, & dont je vais succinctement établir les principes fondés sur une étude réfléchie, & les cures que j'ai faites.

En attendant que je donne un ouvrage plus détaillé sur les maladies des dents & des gencives, je me contente d'exposer ici un abrégé des moyens les plus essentiels à l'entretien de parties si nécessaires.

L'homme, naturellement très-attentif au soin de sa santé, devroit-il négliger de faire mouvoir un de ses principaux ressorts, la bouche, dont la conservation dépend presque toujours du secours de l'art ?

Je ne suis point surpris que dans le nombre de ceux qui n'ont jamais ressenti de douleurs de dents, il s'en trouve peu qui cherchent à s'instruire par des dissertations qui y sont relatives. Ces sortes de personnes sont excusables; mais ce qui m'étonne, c'est que les autres, qui sont sans contredit presque le général, préferent souvent de souffrir les douleurs les plus insupportables, aux moyens faciles qu'ils auroient de se les épargner, & de conſerver leurs dents en recourant aux gens de l'art. Qu'ils penſeroient bien différemment, s'ils ſavoient apprécier les avantages qu'on en retire! Le ſoin qu'on a de ſes dents influe ſur les autres organes : le ſon, l'articulation, la prononciation diſtincte, en dépendent abſolument; elles ne ſont pas moins néceſſaires pour le ſoutien des joues & des levres; & pour s'en convaincre, il n'eſt beſoin que de donner une idée de leur formation.

Vers l'âge de deux ans ou environ, les enfans doivent avoir vingt dents, qu'on nomme dents de lait: elles demeurent en cet état juſqu'à l'âge de ſix à ſept ans, où elles commencent alors à tomber dans le même ordre qu'elles ſont venues, & ne ſont renouvellées toutes que vers l'âge de treize à quatorze ans; c'eſt ſur tout juſqu'à cet âge que la préſence du Dentiſte eſt indiſpenſable; j'en ferai voir la néceſſité. Il en vient encore douze autres, appellées groſſes molaires, ſavoir, quatre vers l'âge de ſix à ſept ans, quatre autres entre onze & douze, & les quatre dernieres, nommées vulgairement dents de ſageſſe, à l'âge de vingt ans ou environ; il arrive quelquefois que celles-ci ne viennent jamais, ou dans un âge plus avancé.

Il eſt très-important, pour la formation

des dents, que les enfans prennent une bonne nourriture, ſans quoi il peut leur ſurvenir des accidens très-fâcheux; j'en parlerai plus bas.

Quand les dents des enfans viennent à percer, & qu'ils en ſont incommodés, ſoit par des fluxions, des catarres, la toux, les convulſions, les vomiſſemens, la diarrhée, & le flux de ſang, tous accidens d'où quelquefois s'enſuit la mort; c'eſt alors que pour les prévenir il faut avoir recours à un Dentiſte expérimenté, aidé d'un Médecin, ou d'un bon Chirurgien; ſouvent la plus légere opération, jointe au traitement, ſuffiſent pour ſauver la vie à l'enfant.

Au renouvellement des ſecondes dents, c'eſt-à-dire, celles qui doivent remplacer les dents de lait, il ſeroit d'une conſéquence infinie, pour les avoir bonnes & bien rangées, que les peres & meres, & tous ceux qui ſont chargés de la conduite des enfans, principalement dans les communautés religieuſes, colleges, penſions, &c. fiſſent choix d'un Dentiſte éclairé, dont la préſence eſt abſolument néceſſaire, comme nous l'avons dit, ſur-tout depuis l'âge de ſept ans juſqu'à celui de quinze à ſeize ou environ; il feroit de tems en tems la viſite de la bouche de ces enfans, & ſe conduiroit avec assez de prudence pour diriger l'ordre de ses opérations; ses soins multipliés y produiroient un merveilleux arrangement, & donneroient aux parens la satisfaction qu'ils se refusent, dans la crainte d'un entretien trop dispendieux. Il leur indiqueroit les moyens de se la conserver propre & saine; les enfans s'en feroient une habitude, & se préserveroient du limon tartreux, qui fait toujours de grands ravages sur les gencives & sur les dents, dont il cause quelquefois la perte, comme je vais le faire voir. Les enfans, dis-je, seroient à l'abri de tous ces accidens, si l'on avoit soin de suivre la méthode que je viens de prescrire. Il est des cas où une dent de lait qui se trouve gâtée, peut affecter celle qui doit la remplacer; insensiblement la maladie se communique de proche en proche. De plus, une dent qu'on manquera d'extraire à propos, expose à faire percer hors de rang celle qui doit la remplacer, ce qui fait que nous voyons tous les jours quantité de personnes qui ont les dents si difformes, & qui les auroient très-belles si on avoit assez veillé à leur sortie.

Si les peres & meres réfléchissoient sur les principes que j'établis ici, ils comprendroient de quelle importance il est que la bouche de leurs enfans ſoit viſitée ſouvent dès leur bas âge, & entretenue par un habile Dentiſte.

Je conviens qu'autrefois on avoit le préjugé de croire qu'en faiſant toucher à ſes dents elles s'ébranloient, ſe déchauſſoient, & perdoient leur émail, ce qui faiſoit qu'on ne ſe ſervoit du Dentiſte que dans les cas extrêmes ; il en eſt même aujourd'hui qui prétendent que l'entretien d'une bouche occaſionne la deſtruction prochaine des dents. Mais il ſuffit de faire attention à ce que j'expoſe ici, pour ſentir le faux de ce préjugé ; & ſi l'on veut adopter les principes que j'ai puiſés dans la théorie & dans la pratique de mon art, je me flatte que le public reviendra bientôt de cette erreur, en rendant à l'artiſte zélé, qui ſe conſacre à ſon ſervice, la juſtice qu'il doit en attendre.

Qu'il me ſoit permis de m'étendre un peu ſur quelques genres de maladies dont les dents ſont affectées.

Une mauvaiſe nourriture dès le berceau, des fievres malignes, la petite vérole, des écrouelles, &c. toutes ces maladies arrivant lorſque les dents s'oſſifient, & dans le tems qu'elles n'ont point encore acquis le degré de conſiſtance & de dureté, les empêchent ſouvent de profiter, & les rendent presque toujours d'une mauvaise qualité ; leur substance émaillée en est quelquefois détruite, & remplie d'aspérités à leur surface, qu'on diroit être percée comme de petits trous de vers. Ces sortes de dents ne sont jamais de grande durée, à moins qu'on n'y apporte des remedes propres à les prolonger, comme de plomber celles qui sont susceptibles de l'être, de n'y point laisser amasser de limon, d'avoir un grand soin de sa bouche. On peut, par ces moyens, les conserver bien des années.

A l'égard des maladies de bouche, qui proviennent du scorbut, ou des maux vénériens, quoiqu'elles soient du ressort de la chirurgie, qui doit en connoître avant le Dentiste, il n'est pas moins expédient de recourir dans ces cas aux conseils d'un artiste habile, qui peut remédier au moins au vice local, & éloigner les accidens occasionnés par les humeurs âcres & corrosives, qui, filtrant entre les dents, en détruisent l'émail ; l'émail une fois détruit, les dents se carient, & quelquefois les os de la machoire.

Disons ce que c'est que le tartre, & parlons des effets dangereux qu'il occasionne, tant sur les dents que sur les gencives.

Les causes les plus ordinaires du tartre, sont une salive plus ou moins viciée, ce qui se voit souvent chez les personnes d'un certain âge ; les vapeurs de l'estomac provenant d'une mauvaise digestion, quelques portions d'alimens qui s'attachent aux dents, & qui par succession de tems, faisant couches sur couches, forment à la fin un volume pierreux très-considérable.

Je ne pourrois trouver d'expressions trop fortes, si je voulois présenter au public le tableau des désordres affreux que ce limon produit dans la bouche. Il met les dents & les gencives dans un délabrement affreux. Pour se convaincre de cette triste vérité, il ne faudra pas faire beaucoup de recherches. Rien de plus ordinaire que de trouver des personnes au-dessous de l'âge de trente-six à quarante ans, dont les dents paroissent plus longues qu'elles ne devroient être ; les gencives une fois rongées par l'âcrimonie & l'activité de ce limon qui se porte toujours vers la racine de la dent, les cloisons mitoyennes & les bords alvéolaires, le périoste ou la membrane qui retient la dent ferme & solide dans la cavité où elle loge, se trouve souvent détruit ; d'où il s'ensuit un ébranlement considérable de toutes les dents ; c'est alors qu'on se trouve dans la triste nécessité de les perdre les unes après les autres, quoiqu'elles ne soient point gâtées.

Le tartre qui s'attache aux dents les rend d'une couleur jaune, verte ou noire, &

donne à la bouche la mieux meublée, l'aspect le plus rebutant, & l'odeur la plus insupportable.

C'est encore le tartre qui occasionne très-souvent une suppuration qu'on voit filtrer entre les gencives & les dents ; l'élevation qu'il fait faire à la gencive comprime les petits vaisseaux sanguins qui se trouvent dans ces parties : d'où il arrive que la circulation ne se faisant plus, ces petits vaisseaux engorgés produisent un gonflement considérable sur toute l'étendue de la mâchoire qui borde l'arcade alvéolaire.

Doit-on s'étonner, après cela, si ce corps étranger, d'où vient ce désordre, rend ces mêmes parties mal-saines, & engendre par conséquent de petits ulceres aux gencives, qui s'étendent du collet de la dent à ces cloisons mitoyennes du bord alvéolaire, & qu'à la longue ces lames osseuses se détruisent par la suppuration ? Si on n'y apporte alors le remede le plus prompt, on s'expose à la perte de toutes ses dents.

Pour prévenir tous ces accidens, j'ai dit qu'il ne falloit point laisser séjourner de tartre sur les dents ; mais comme il est presque impossible, quelque soin qu'on en ait, qu'il ne s'y en amasse quelque parcelle, il est indispensable aussi à ceux dont les dents sont plus susceptibles d'être affectées de ce limon, de se les faire visiter aussi souvent que le cas l'exige.

Nous venons de parler de la suppuration causée par le tartre ; il en est une à laquelle les gencives sont sujettes, & qui provient d'une déperdition de substance, occasionnée par un vice dans la masse du sang. Pour arrêter cette suppuration, il ne s'agit que de le purifier, en employant les remedes que la médecine ordonne, en même tems que le Dentiste, de concert avec le Médecin, opere habilement sur les parties affligées, pour arrêter les progrès de la maladie.

Disons un mot de la carie des dents, & des causes auxquelles on doit l'attribuer.

La premiere cause de la carie des dents, sur-tout les incisives de la mâchoire supérieure aux parties latérales, provient de ce qu'en général elles croissent souvent trop serrées. Il n'y a guere d'enfans à qui cela n'arrive, & à qui on ne soit alors obligé d'en supprimer, pour leur conservation & l'ornement de la bouche ; c'est pourquoi j'ai conseillé plus haut aux peres & meres de la leur faire visiter depuis l'âge de sept ans jusqu'à celui de quinze à seize. Les autres causes les plus communes de cette carie viennent des humeurs tartreuses qui s'arrêtent autour d'elles ; elles s'accumulent par le grand usage qu'on fait des alimens trop acides, comme ragoûts de toute espece, ceux que l'on prend trop chauds ou trop froids, le mauvais air, ou l'air trop vif, une salive altérée, l'usage de la lime indiscretement employée, les coups, l'application de certains corps durs, les efforts violens, &c.

Les causes internes de la carie se trouvent dans la masse d'un sang de mauvaise qualité, & qui, devenant moins fluide par l'épaississement de la limphe, occasionne cette déperdition de substance dont j'ai parlé, forme des embarras & des engorgemens dans les petits vaisseaux où il circule; & la circulation une fois interrompue, il s'ensuit des obstructions qui carient les dents.

Quand une fois la carie commence, elle fait en peu de tems de grands progrès; les dents étant arrosées sans cesse par l'humidité de la bouche, joint à la pourriture qu'occasionnent les alimens qui y séjournent, & qui fait corps pour ainsi dire à la longue avec elles, il en résulte une odeur infecte, ce qui ne seroit point arrivé, si elles eussent été plombées à propos; & le nerf paroît alors à découvert.

Ce nerf qui ne peut souffrir l'air, le froid ni le chaud, cause les plus vives douleurs, & empêche absolument toute fonction de la mâchoire du côté affligé, prive le malade de tout repos, sans compter mille accidens qui lui surviennent, des fluxions, des abcès, des dépôts dans le finus; des excroissances charnues, des ulceres, des fistules qui deviennent souvent très-dangereuses, & peuvent carier jusqu'aux os maxillaires. Dans tous ces cas cependant, & à moins que les os ne soient totalement endommagés, il arrive que l'extraction des dents ou de leurs racines suffit quelquefois pour la guérison.

Je ferois un volume, si je voulois décrire tous les maux dont sont affligées, par leur négligence, les personnes qui n'ont point recours au Dentiste qui peut y remédier à tems. Ce que je viens de dire doit suffire, je crois, pour engager tous les gens sensés, amis d'eux-mêmes & de leur santé, à se conserver par ce moyen un meuble aussi précieux qu'utile.

C'est en conséquence que j'ose présenter avec confiance au Public les moyens sûrs, que je lui ai annoncés, de conserver les dents jusqu'à l'extrême vieillesse. Il siéroit mal à un artiste de se faire valoir, s'il ne s'y trouvoit souvent obligé pour l'intérêt & la conservation de ses semblables; ce sont les seuls motifs qui me guident, & qui m'engagent à lui en faire part. Je conseille toutefois aux personnes dont les dents seront en mauvais état, & qui voudront bien m'en confier la cure, de ne point attendre à l'extrêmité pour faire usage de ces moyens que je leur propose. Ils seroient sans doute efficaces pour leur guérison; mais je ne répondrois pas de la conservation & de la durée de leurs dents : celles au contraire qui préviendront le mal, & qui auront l'attention, comme je l'ai dit, de faire visiter leur bouche au besoin, doivent s'attendre à voir accomplir ma prédiction.

D'après l'essai que j'ai fait de toutes les essences, élixirs, huiles de gérofle, de canelle, & autres qu'on emploie ordinairement pour ôter les douleurs de dents, & dont on conseille même l'usage comme propre à leur guérison, je ne me suis jamais apperçu qu'elles en aient opéré une seule radicale, à moins qu'on n'en fasse un très-long usage, & qu'on ne les applique avec beaucoup de ménagement. Je suis donc fondé à croire, par l'épreuve que j'ai fait de ces remedes, que s'ils ne sont pas des palliatifs, ils operent très-lentement, & ne détruisent pas tout d'un coup, comme on se l'imagine, le nerf, siege de la douleur. J'en sais trois assurés qui sont capables de l'enlever sur le champ, savoir, la luxation, l'application du cottere actuel, seuls moyens que les Dentistes les plus expérimentés mettent en usage. Le troisieme est une poudre, de l'application de laquelle s'enſuivent ſur le champ la ceſſation de la douleur, & la deſtruction du nerf. Je dois cette découverte à mes recherches, & j'ai la ſatisfaction d'éprouver que rien ne réſiſte à ſon efficacité. Quand ces trois moyens d'opérer ſûrement ſont mis en uſage par le Dentiſte, avec choix des dents qui doivent les ſupporter, c'eſt-à-dire, quand il a bien examiné les dents qui peuvent ſe conſerver par ces opérations, & qu'enſuite il les a plombées, il eſt indubitable qu'on eſt guéri ſans retour.

C'eſt donc par ces opérations bien entendues, & que je ſerois à portée de faire ſur des bouches dont on me confieroit l'entretien, ou ſur celles que j'aurois guéries, & que je viſiterois de tems en tems, pour les purger de ce limon tartreux, principale cauſe de la perte des dents; c'eſt, dis-je, par ces opérations, qui ſont du reſſort de mon art, & dont j'oſe aſſurer la réuſſite, que je prétends démontrer efficacement au Public qu'il eſt poſſible de conſerver ſes dents juſque dans un âge très-avancé.

Il me reſte à dire un mot d'autres opérations, qui ſont ſenſées de pur agrément par la plupart de ceux qui n'en connoiſſent pas l'utilité; & qui ſont bien eſſentielles pour les perſonnes à qui la nature a refuſé les avantages d'avoir de belles dents, ou pour celles qui les ont perdues par accidens, ou à qui elles ont percé hors de rang ; dans ces cas il eſt toujours poſſible de les redreſſer par le moyen des files & des plaques ; cette opération ne fait aucun mal, & doit être préférée à la méthode de ceux qui ſe ſervent des inſtrumens dont l'uſage eſt auſſi douloureux que les effets en ſont dangereux.

J'ai trouvé d'excellens moyens inuſités juſqu'alors, de remettte des dents naturelles à la place des mauvaiſes ou chicots qui déparent la bouche. Ces dents ne peuvent être remiſes que ſur le devant. Elles ſont dix à chaque mâchoire, ſavoir, quatre inciſives, deux canines, & quatre petites molaires qui n'ont ordinairement qu'une racine, & dont on trouve mieux la direction pour les bien placer. Je garantis la réuſſite de cette opération, quelque extraordinaire qu'elle paroiſſe, & je puis aſſurer, que je n'ai jamais remis de ces dents naturelles, qu'elles n'aient repris à merveille, & fait les mêmes fonctions que les premieres. C'eſt ſur-tout dans ces ſortes d'opérations que je me ſuis efforcé de me rendre expert.

Je travaille d'autres dents qu'on nomme artificielles, & je puis aſſurer être parvenu à les perfectionner ; je les aſſujettis ſolidement dans quelque endroit que ce ſoit de la bouche , au point qu'on peut manger deſſus. Je fais des rateliers entiers qui ne donnent aucune odeur ; il faut les ſavoir ſuppoſés pour deviner que ce ſont des dents artificielles. Je compoſe enfin des poudres & des opiats, dont on peut uſer en toute ſûreté ; ils blanchiſſent les dents, & fortifient les gencives. Au défaut de ces poudres & de ces opiats, dont tout le monde ne veut pas ſe ſervir, j'ai trouvé la compoſition d'une eau ſouveraine qui produit les mêmes effets. Je ne puis à cet égard trop recommander au Public d'être en garde contre tous les charlatans, dont les poudres, opiats, élixirs, &c. ſont, ſuivant eux, des ſecrets merveilleux, & dont les effets ſont toujours funeſtes.

Mon deſſein n'étoit point, pour m'accréditer, de produire aucuns certificats des cures que j'ai faites. Je pourrois en citer de très-authentiques, ſi je croyois en avoir beſoin pout mériter la confiance du Public ; mais, comme je n'ai voulu que l'éclairer ſur ſes propres intérêts, & non pas le ſéduire par les charmes du charlataniſme que je condamne, je me contenterai, en finiſſant cette petite brochure, de relater le fait ſuivant, pour céder aux ſollicitations des perſonnes qui en ont été les témoins, & aux instances même de la Demoiselle que j'ai opérée, & qui a bien voulu que je rende sa cure publique.

Le 31 octobre 1769, je fus mandé chez Madame Thibault, rue de Condé, pour visiter la bouche de la Demoiselle de Feuquieres sa cousine, arrivant de Dreux pour se faire extraire la majeure partie de ses dents. Elle m'assura qu'elle souffroit depuis trois mois des douleurs insupportables, qui ne l'avoient pas laissé jouir d'un moment de repos; qu'elle avoit employé tous les remedes possibles pour en calmer les douleurs; qu'ils avoient été inutiles; & qu'en un mot, elle étoit résolue de se les faire extirper toutes, plutôt que d'en souffrir davantage.

D'après le plus soigneux examen de toutes ses dents, je désespérai d'abord de les lui conserver. Elles étoient dans un état pitoyable; cependant, comme je ne vis point de milieu, entre les lui ôter toutes ou en tenter la guérison, je pris ce dernier parti.

Je jugeai absolument nécessaire l'extraction de deux que la carie avoit détruites; je lui luxai quatre grosses molaires, deux à la mâchoire supérieure, & les deux autres à l'inférieure (elle en souffroit horriblement). Je les plombai.

Au bout de huit jours ; je lui en tirai deux mauvaiſes, que je remplaçai par d'autres naturelles, ſavoir, la canine, & la premiere des petites molaires de la mâchoire inférieure du côté gauche, qui reprirent à merveille. Je limai à la mâchoire ſupérieure trois inciſives, auſſi cariées juſqu'à la gencive ; j'en détruiſis le nerf par le cotrere actuel, & j'en ſubſtituai d'autres à pivots ; ſucceſſivement j'opérai, avec le même ſoin, ſur toutes les autres qui pouvoient être conſervées, ſoit en détruiſant, par le ſecours de la lime, celles qui étoient endommagées, ſoit en les plombant, ſoit en les égaliſant & les mettant de niveau.

Le ſurlendemain de ces opérations, dont la réuſſite ſurpaſſa mon attente & celle de la malade, les douleurs ceſſerent entierement ; la Demoiſelle, dont le tempérament & la ſanté étoient tellement épuiſés, qu'elle ne paroiſſoit plus qu'un ſquelette ; cette Demoiſelle, dis - je, reprit de jour en jour ſon embonpoint, ſes forces & ſon repos. Elle eſt repartie au bout de quinze jours pour Dreux, où elle fait voir avec étonnement, à tous ceux qui la connoiſſent, les preuves certaines d'une guériſon qu'ils regardent comme miraculeuſe, & dont le ſuccès n'eſt jamais douteux, quand il ne dépend que des ſoins, de l'adreſſe & de la prudence du Dentiſte éclairé qui l'opere.

Je n'ai plus rien à ajouter : & je finis par inviter le Public à faire uſage des inſtructions que j'ai pris la liberté de lui donner pour ſa propre utilité ; & j'oſe l'aſſurer qu'il s'en trouvera bien.

On me trouvera chez moi indiſtinctement tous les jours après-midi ; allant en ville les matins chez les perſonnes où je ſuis mandé.

A l'égard des pauvres qui auront beſoin de mon miniſtere, ils doivent en attendre tous les ſecours que l'humanité m'ordonne de leur procurer. Je prie en conſéquence Meſſieurs les Curés de chaque Paroiſſe de me les adreſſer les après-midi des [illegible] & jeudi de chaque ſemaine.

FIN.

APPROBATION.

J'AI lu par ordre de Monſeigneur le Chancelier, un manuſcrit qui a pour titre : *Inſtructions néceſſaires pour l'entretien des dents, moyens les plus ſurs d'en prévenir les douleurs, & de les conſerver juſques dans une extrême vieilleſſe*; & je n'ai rien trouvé qui puiſſe en empêcher l'impreſſion. Ce 17 Décembre 1769.

SUB

PRIVILEGE DU ROI.

LOUIS, par la grace de Dieu, Roi de France & de Navarre : A nos amés & féaux Conseillers, les Gens tenans nos Cours de Parlement, Maîtres des Requêtes ordinaires de notre Hôtel, Grand Conseil, Prevôt de Paris, Sénéchaux, leurs Lieutenans Civilis, & autres nos Justiciers qu'il appartiendra, SALUT : Notre amé TALMA, Deniste, Nous a fait exposer qu'il desireroit faire imprimer & donner au public un Ouvrage intitulé : *Instructions nécessaires pour l'entretien des dents* : S'il Nous plaisoit lui accorder nos lettres de permission pour ce nécessaires. A CES CAUSES, voulant favorablement traiter l'Exposant, Nous lui avons permis & permettons par ces présentes, de faire imprimer ledit ouvrage & autant de fois que bon lui semblera, & de le vendre faire vendre & débiter par tout notre royaume, pendant le tems de trois années consécutives, à compter du jour de la date des présentes : faisons défenses à tous imprimeurs, Libraires, & autres personnes, de quelque qualité & condition qu'elles soient, d'en introduire d'impression étrangere dans aucun lieu de notre obéissance. A la charge que ces Présentes seront enregistrées tout au long sur le registre de la Communauté des Imprimeurs & Libraires de Paris, dans trois mois de la date d'icelles ; que l'impression dudit Ouvrage sera faite dans notre Royaume, & non ailleurs, en bon papier & beaux caracteres; que l'Impétrant se conformera en tout aux Réglemens de la Librairie, & notamment à celui du 10 Avril 1725, à peine de déchéance de la présente Permission ; qu'avant de l'exposer en vente, le Manuscrit qui aura servi de copie à l'impression dudit ouvrage, sera remis dans le même état où l'approbation y aura été donnée, ès mains de notre très-cher & féal Chevalier, Chancelier, Garde des Sceaux de France, le ſieur DE MEAUPOU; qu'il en ſera enſuite remis deux exemplaires dans notre Bibliothéque publique, un dans celle de notre Château du Louvre, & un dans celle dudit ſieur DE MEAUPOU; le tout à peine de nullité des Préſentes. Du contenu deſquelles vous mandons & enjoignons de faire jouir ledit Expoſant & ſes ayant cauſes, pleinement & paiſiblement, ſans ſouffrir qu'il leur ſoit fait aucun trouble ou empêchement. Voulons qu'à la copie des Préſentes, qui ſera imprimée tout au long au commencement ou à la fin dudit Ouvrage, foi ſoit ajoutée comme à l'original. Commandons au premier notre Huiſſier ou Sergent ſur ce requis, de faire pour l'exécution d'icelles tous actes requis & néceſſaires, ſans demander autre permiſſion; & nonobſtant clameur de haro, charte normande, & lettres à ce contraires: Car tel eſt notre plaiſir. DONNÉ à Paris le mercredi ſeptieme jour du mois de Février l'an mil ſept cent ſoixante-dix, & de notre regne le cinquante-cinquieme. Par le Roi en ſon Conſeil,

LE BEGUE.

Regiſtré ſur le Regiſtre XVIII de la Chambre Royale & Syndicale des Libraires & Imprimeurs de Paris, N°. 1028, conformément au Réglement de 1723, qui fait défenſes, art. 41, à toutes perſonnes, de quelque qualité & condition qu'elles ſoient, autres que les Libraires & Imprimeurs, de vendre, débiter, faire afficher aucuns Livres pour les vendre en leurs noms, ſoit qu'ils s'en diſent les Auteurs ou autrement, à la charge de fournir à la ſuſdite Chambre neuf exemplaires preſcrits par l'art. 108 du même Réglement. A Paris, ce 7 Mars 1770.

KNAPEN, Adjoint.

www.ingramcontent.com/pod-product-compliance
Ingram Content Group UK Ltd.
Pitfield, Milton Keynes, MK11 3LW, UK
UKHW032033260826
14628UKWH00006B/2926